AF405044

DE L'EMPLOI

DU

CHLORATE DE POTASSE

DANS CERTAINES FORMES

DE LA

PHTHISIE PULMONAIRE

Mémoire communiqué à la Société de thérapeutique de Paris

PAR LE DOCTEUR GIMBERT

(de Cannes).

1373 — Paris. Imprimerie Cusset et Cⁱᵉ, rue Racine, 26.

DE L'EMPLOI

DU CHLORATE DE POTASSE

DANS CERTAINES FORMES

DE LA

PHTHISIE PULMONAIRE

I. — Quand on veut aujourd'hui aborder le difficile problème de la thérapeutique de la phthisie, on ne peut se défendre d'une certaine indécision. En effet, les discussions de l'Académie, les travaux des expérimentateurs, les efforts de la presse médicale, qui devaient porter la lumière dans la confusion, ont montré, au contraire, l'existence d'une division persistante des esprits. La virulence, la contagion de la phthisie, repoussées par le plus grand nombre, ont été néanmoins soutenues par quelques médecins éminents; les idées allemandes ont été tour à tour soutenues et repoussées; les doctrines françaises attaquées ont été défendues avec un grand talent. Mais la vérité, la doctrine qui devait rallier toutes les opinions, confondre toutes les idées, soit sous le rapport de l'origine, soit sous le rapport de l'évolution de la maladie, est restée dans le conflit.

Quel parti prendre dans une telle situation? Où puiser les indications qui doivent guider le médecin dans la lutte contre toutes les causes qui produisent la phthisie ou toutes celles qui favorisent son évolution?

Faut-il croire au virus tuberculeux et se mettre en quête d'un spé-cifique quand l'inoculation a été effectuée, ou organiser pour chaque individu, puisqu'il est avéré que la phthisie existe partout, des appa-reils protecteurs qui le garantiront de l'action des virus tuberculogènes qui le menacent sans cesse?

Pas plus que bien des auteurs, nous n'avons jamais pu admettre cette doctrine; elle ne saurait donc avoir une grande place ici.

Faut-il faire désormais table rase de l'hérédité du tubercule et de la phthisie?

La phthisie n'est-elle plus qu'une série de processus inflammatoires à combattre, et le tubercule le témoignage de l'existence d'un point caseux à modifier? Dans un mémoire publié dans les Archives de méde-cine à ce sujet, j'ai donné mon opinion sur la valeur de cette doctrine, et je crois avoir démontré que l'intervention d'un point caséeux comme cause directe et obligée du tubercule n'était rien autre chose que l'ex-pression du besoin, légitime d'ailleurs, qu'ont certains hommes de vouloir tout expliquer.

Nous sommes aujourd'hui plus convaincu que jamais que la participa-tion de l'économie à la genèse du tubercule et de la phthisie, maladies inséparables identiques, est indéniable; et nous retombons dans les idées françaises, doctrines pleines de prudence, de ressources, doc-trines éclectiques, transitoires peut-être, mais qui, à cette heure, me paraissent le plus satisfaire les esprits et auxquelles je me rallie.

Ici nous savons que la phthisie doit être combattue dans ses ori-gines, c'est-à-dire dans l'hérédité directe ou diathésique, dans les ma-ladies générales qui, en affaiblissant l'organisme des procréateurs, transmettront à l'enfant une aptitude blastémique spéciale tuberculo-gène, comme le rhumatisme, la goutte, le scrofule, la syphilis, etc., dans l'ensemble des mauvaises conditions hygiéniques qui troublent lentement et directement la santé de l'homme, mais des masses sur-tout, telles que le manque d'air, l'insuffisance d'alimentation, l'excès de travail ou de plaisir, ou l'inaction; les troubles des fonctions de la peau, les maladies des bronches, des plèvres, du larynx, de l'intesitn.

Ici la première indication serait de fondre le tubercule, comme on fond la gourme syphilitique avec le mercure; on éviterait ainsi la mauvaise influence de l'état local sur l'état général, et *vice versa*. Mais le moyen n'étant pas trouvé, il est indispensable de maintenir l'équilibre entre la constitution et la lésion; et alors il faut soustraire le plus possible les éléments pulmonaires sains à l'influence irritante du tubercule, prévenir les congestons, les inflammations, les ramollissements avec tous les symptômes qui les accompagnent, c'est-à-dire fièvre, insomnie, toux, expectoration, amaigrissement, atonie de l'intestin, troubles des fonctions cutanées, disparition progressive de l'hématose, affaiblissement, inanition, emphysème. En un mot, dans cette seconde période, le but doit être de ralentir ou d'empêcher la destruction des parties malades, d'entretenir l'intégrité des propriétés positives des éléments qui avoisinent les produits morbides et l'intégrité de la constitution.

Dans les *origines* la thérapeutque est une, elle s'adresse à l'état général; dans l'évolution, elle combat pour le maintien des deux.

C'est imbu de ces idées que j'ai toujours procédé dans la thérapeutique de cette maladie, et la médication par le chlorate de potasse n'a d'autre but que celui d'agir directement sur les éléments et les tissus sains ou malades du poumon. C'est particulièrement contre le ramollissement et ses conséquences que j'ai donné ce sel aux phthisiques.

II. — L'idée de l'emploi du chlorate de potasse dans la phthisie n'est pas neuve, bien que j'ai cru pouvoir me l'attribuer pendant un certain temps. En effet, on trouve dans le Dictionnaire de Chevalier et Richard (1) cette phrase : Le chlorate de potasse a été employé contre la phthisie; la dose à laquelle on le donnait était celle de 20 grains en solution dans 4 onces d'eau. Mérat et Delens en parlent dans les mêmes termes. Isambert (2), dans son excellent mémoire sur le chlorate de potasse, s'exprime ainsi : Les mêmes idées, faisant allusion aux propriétés antiseptiques que l'on attribue à cette substance, avaient fait penser au chlorate de potasse contre la phthisie; nous voyons M. Seuple remettre cette idée en avant. Excitant les sécrétions sali-

---

(1) Chevalier et Richard, *Dictionnaire des drogues.*
(2) Isambert.

vaires et bronchiques, irritant légèrement les bronches, le chlorate de potasse ne me semble pas pouvoir être utile dans la phthisie. Ce sont là les propriétés que nous avons utilisées dans notre traitement. Ces renseignements vagues, diffus, fondés uniquement sur certaines propriétés hypothétiques du sel, ne m'auraient nullement encouragé dans mes essais, si je les avais connus lorsque j'ai administré le chlorate de potasse pour la première fois.

Nous n'avons pas la prétention de donner cette médication comme définitivement établie d'après certaines formes données, mais nous allons montrer que dans les cas particuliers où nous l'avons employée elle nous a donné d'excellents résultats, et nous osons espérer qu'employée sur une large échelle avec discernement, elle sera un jour acceptée par tout le monde.

Voici d'ailleurs les observations.

Obs. I. — M. X., âgé de 35 ans, ouvrier mécanicien, vint me consulter au mois de septembre 1867 pour une toux, une oppression, qui se déclaraient toutes les fois qu'il voulait travailler. Cet homme avait les signes de la scrofule larvée, de grosses lèvres. des traits très-grossiers, et une poitrine très-étroite du haut. Interrogé avec soin, il me déclara qu'au mois de mars précédent il s'était refroidi et qu'il avait été pris d'une pleurésie aiguë du côté droit, qui s'était guérie difficilement, et pour laquelle on lui avait appliqué de nombreux vésicatoires. En l'examinant avec soin, je trouvai les signes d'une pleurésie inerte en arrière; matité; souffle doux, avec un peu de chevrotement de la voix; pas de fièvre. D'ailleurs on compte 60 pulsations par minute. Je portai mes investigations vers les sommets; je trouvai alors de la diminution du son dans les fosses sus et sous-épineuses droites, avec craquements humides. Dans la fosse sus-épineuse, diminution du murmure vésiculaire et retentissement de la voix. Il crachait du pus matin et soir, suait fréquemment, toussait en même temps, et souvent pendant la nuit. Il était maigre, affaibli, et s'inquiétait de sa situation. Son estomac cependant était bon.

Je diagnostiquai une pleurésie, tuberculeuse probablement, suivie d'infiltration tuberculeuse du sommet droit, en voie de ramollissement.

Je lui conseillai le repos, l'huile de foie de morue, un peu de quinquina, un bon régime et la vie en plein air.

Au bout d'un mois, les forces étaient un peu revenues, mais le malade était toujours essoufflé facilement, toussait et dormait mal. Le sommet se ramollissait toujours. J'eus alors l'idée, pour la première fois, d'employer le chlorate de potasse. J'avais sous mes yeux un exemple de phthisie chronique, car je n'attribuais l'essoufflement qu'aux adhérences pleurétiques, et non à un trop grand nombre de tubercules, sur laquelle on pouvait agir, sur laquelle les Eaux-Bonnes auraient très-probablement eu une action efficace. Je me décidai à lui faire prendre 2 grammes de ce sel.

Trois jours après, le malade revint chez moi se plaignant de ce que cette poudre l'avait fait énormément tousser, lui avait donné de l'excitation, de l'insomnie, des pincements d'estomac. Sa toux était très-pénible, vibrante comme une lame métallique, et quinteuse. J'examinai avec soin la poitrine; les râles étaient plus nombreux. (Le ramollissement était donc plus considérable.) Son pouls était à 70. Le malade était fatigué. Je fis suspendre la médication, jurant qu'on ne m'y reprendrait plus, et conseillai l'opium pour tout calmer.

Dix jours après, je fus très-surpris de revoir mon malade en meilleur état de santé que lors de ma première consultation. Il était moins abattu, plus content, toussait, crachait moins qu'avant le traitement précédent, dormait, mangeait mieux et respirait plus librement.

A l'examen thoracique, je constatai une diminution très-notable des craquements. Je revins de mon désappointement, et quinze jours après je soumettais mon malade à l'action du chlorate de potasse, avec quelques modifications cependant. Je devais empêcher : 1° les pincements d'estomac; 2° la trop grande fréquence et la dureté de la toux; 3° l'excitation générale. Les alcoloïdes l'opium ou les solanées me parurent devoir obvier à ces inconvénients, et je fis faire le sirop suivant :

Chlorate de potasse. . . . .   5 grammes.
Hydrochlorate de morphine. . . . .   10 centigr.
Sirop simple.   470 grammes.
Alcoolature d'aconit.   10   —

que jadministrais au repas. On sait en effet que bien des médicaments, tels que l'iode, le mercure, etc., pris dans ces conditions, sont inoffensifs pour l'estomac, tandis que pris à jeun ils l'irritent rapidement. Le chlorate de potasse est de ce nombre. Quand je l'ai employé depuis de cette manière, j'ai évité cet inconvénient.

Mon malade prit d'abord une cuillerée de sirop aux deux repas pendant quatre jours, puis deux à chaque repas les quatre jours suivants, et l'on suspendit le traitement. Il avait donc pris en huit jours 12 grammes de chlorate de potasse, dose insignifiante et sans effet sur l'homme sain, d'après les expériences d'Isambert qui a absorbé jusqu'à 20 grammes par jour sans éprouver d'inconvénients sérieux. Les effets cependant furent manifestes ; les pincements d'estomac furent évités, la toux peu à peu devint plus fréquente, mais elle l'était moins que durant la première médication, en outre elle était bien moins pénible ; l'expectoration que j'examinai tous les matins, était gluante, transparente comme de l'eau de gomme épaissie ; elle était purulente avant. Abondante dans les premiers jours, elle était à peu près nulle à la fin du traitement.

Les craquements un peu plus nombreux les premiers instants de la médication que les jours précédents, mais moins nombreux que durant la dernière administration du chlorate de potasse, étaient rares à la fin du traitement ; l'excitation, grâce à la morphine, n'était pas survenue, et le pouls était resté étranger à tous ces troubles. J'avais donc tout lieu de me féliciter de l'association de la morphine au chlorate de potasse. Je suivis attentivement ce malade ; un mois après il n'y avait plus de craquements dans la poitrine, qui n'offrait plus que les signes ordinaires de l'induration ; la toux, très-insignifiante, ne revenait qu'à des intervalles éloignés et indifféremment ; les nuits étaient parfaites, l'appétit excellent, les forces et l'embonpoint notablement augmentés. Restait de l'oppression qui tenait aux adhérences pulmonaires. Je conseillai au malade de reprendre ses travaux, tout en suivant un régime fortifiant et en menant une vie très-réglée. Il s'est ainsi guéri. Un jour peut-être il retombera par le fait des conditions précaires dans lesquelles il vit, mais dans tous les cas son affection locale aura été immobilisée, et l'état général aura regagné une grande partie de ses pertes.

Obs. II. — Vers la fin de 1867 je fus appelé auprès de M. M., jeune homme de 21 ans, qui était au déclin d'une hémoptysie. Il venait du centre de la France demander au climat de Cannes la guérison d'une phthisie récente. Il arriva très-fatigué, très-maigre, crachant encore le sang ; le pouls battait 100 à 110 fois par minute ; il était oppressé, ne pouvant monter une marche d'escalier sans étouffement et sans avoir des palpitations de cœur très-pénibles. Le soir, il avait un redoublement spontané de tous ces symptômes et souvent des sueurs. A l'examen thoracique je constatai en avant, diminution de sonorité sous la clavicule droite avec craquements humides mêlés de râcles cavernuleux. La respiration était rude en même temps dans les points où l'on ne percevait pas de signes de ramollissement ou de congestion. En arrière, diminution du son dans les fosses sus et sous-épineuses ; râles sous-crépitants nombreux, s'étendant dans tout le poumon en arrière, et la voix retentissait dans la fosse sus et sous-épineuse.

ver dans sa famille, où il est mort au mois de mai, je ne sais de quel accident.

Obs. III. — N. D. est arrivé à Cannes le 1er novembre 1868, recommandé par un médecin très-connu de Paris, M. le docteur Gaume. Il est âgé de 24 ans et natif de Rio-Janeiro, qui est situé sous le 22° 54' de latitude sud. Son père est mort d'une bronchite chronique et asthmatique. Il était Marseillais. Sa mère, Suissesse d'origine, l'accompagne et paraît jouir d'une excellente santé. Il a avec lui une sœur âgée de 30 ans environ, qui est affaiblie, anémiée par quatre grossesses successives, qui présente dans le sommet droit quelques signes d'engouement tels que faiblesse du murmure vésiculaire. Retentissement de la voix sans toux ni expectoration.

Ce jeune homme, à l'âge de 3 ans, fut transporté en Europe, revint deux ans après dans son pays natal qu'il avait quitté deux fois encore au moment où je le vis pour la première fois.

A l'âge de 17 ans il entra comme secrétaire dans une maison de commerce et menait là une existence peu pénible et fort calme et jouissant d'une très-bonne santé. Il n'eut jamais le moindre accident vénérien, fort commun dans ces pays.

A l'âge de 20 ans, sans cause appréciable, il fut pris de douleurs vives dans la hanche droite, avec accompagnement de gonflement, de fièvre. Il fut obligé de garder le lit, l'immobilité pendant un certain temps, et quand il reprit sa vie ordinaire après une année de souffrance, il avait une ankylose de la hanche que rien n'a pu modifier depuis et dont il ne s'occupe plus.

Sa santé fut altérée par cet accident; ses forces, son embonpoint avaient diminué; il était anémié. De plus, il devint plus sensible aux variations de température. Il avait fréquemment de petits catarrhes du nez, de la trachée de la gorge, qui guérissaient au bout de quatre ou cinq jours sans traitement. Peu à peu, néanmoins, il reprit des forces, mais au mois de juin 1868, il fut pris brusquement d'une attaque de fièvre intermittente quotidienne intense, très-commune dans ces parages. Son médecin lui conseilla aussitôt un voyage dans les montagnes du pays. Il revint à Rio; un mois après sa fièvre avait disparu, mais il toussait fréquemment, et sa voix était rauque. Le médecin examina la poitrine et constata un engouement du poumon droit. On lui ordonna de revenir en France. Il est probable que la fièvre était le symptôme d'une pneumonie tuberculeuse du sommet droit.

La traversée, loin de lui nuire, lui fit le plus grand bien; contrairement à ce qu'aurait pensé Rochard, il reprit des forces, et sa toux diminua de fréquence. C'est après toutes ces pérégrinations entre le 22° 54' de latitude sud et le 48° 50' de latitude nord que je l'ai vu pour la première fois revenant de Pierrefonds,

Ce jeune homme, de petite taille, est très-brun et très-velu ; ses cils sont longs et noirs. son teint jaunâtre et opaque ; il est anémié. Il a en outre une fistule borgne externe à l'anus, Ces caractères, joints à l'existence de l'ankylose, me permettent de penser que je suis en présence d'un scrofuleux. Sa voix est enrouée, sa toux fréquente et pénible, stridente ; il crache du muco-pus matin et soir surtout, et très-souvent dans la journée, Il a, dit-il, quelquefois la fièvre, mais le plus souvent, quand il observe un changement dans sa santé, cela paraît se borner à un peu de chaleur et de moiteur dans les mains. Le soir, son cœur bat régulièrement 70 fois par minute ; ses forces, bien que très-diminuées, relativement à ce qu'elles étaient autrefois à son dire, me paraissent encore convenables, et, en somme, je trouve son état général passable.

A l'examen de la poitrine, je trouve les signes suivants : en arrière, diminution de la sonorité thoracique dans ses deux fosses sus-épineuses, mais surtout dans la droite ; diminution du son également dans la fosse sous-épineuse du même côté.

L'expiration est prolongée dans la fosse sus-épineuse droite, soufflante dans la fosse sous-épineuse du même côté. Des craquements humides sont perçus dans toute la hauteur de ces deux régions ; la voix y retentit énergiquement ; diminution très-notable du murmure vésiculaire. Dans la fosse sus-épineuse gauche je ne constate en arrière que de la diminution vésiculaire.

En avant, pas de diminution de sonorité ; un peu de rudesse de la respiration dans la fosse sous-claviculaire droite.

Mon diagnostic fut le suivant : broncho-pneumonie tuberculeuse ancienne en voie de ramollissement, disséminée dans le sommet droit, chez un scrofuleux, tubercules probables dans le sommet gauche.

L'état d'anémie dans lequel il était, l'influence salutaire que la vie sur mer avait eue sur sa santé, l'absence de fièvre m'autorisèrent à lui conseiller l'habitation sur le bord de la mer, à 50 mètres du rivage.

Je lui prescrivis l'huile de foie de morue, la prudence et un bon régime, et l'élatine de goudron contre sa toux et l'expectoration alternativement. Ce traitement, sa vie dans de nouvelles conditions lui procurèrent une amélioration. Le 15 novembre, il se sentait un peu plus fort, toussait un peu moins, mais n'engraissait pas et toussait toujours.

Je le soumis alors au traitement par le chlorate de potasse pendant huit jours. Les premiers jours il prit une cuillerée du sirop à chaque repas; les quatre derniers jours il prit deux cuillerées dans les mêmes conditions.

La toux devint un peu plus fréquente, suivie d'expectoration plus abondante; purulente les premiers jours, elle était sèche, quinteuse à la fin, et se terminait après l'expulsion d'un crachat perlé. Vers la fin du traitement, l'expectoration était blanche, mousseuse et filtrante comme de la claire d'œuf. A l'auscultation, des changements notables se passaient simultanément. Les râles, plus nombreux, plus humides dans les premiers instants, étaient plus secs, moins nombreux vers le huitième jour. A ce moment le malade respirait plus librement. La circulation générale resta étrangère à ces effets, ainsi que le tube gastro-intestinal. Je laissai alors le malade au repos. La toux présenta une amélioration très-rapide; sous le rapport de la fréquence et du caractère, elle était plus douce.

Au 15 décembre, les râles étaient plus disséminés dans l'oreille; le murmure vésiculaire était plus sensible et les bruits rudes plus nets. Le malade toussait notablement moins, expectorait peu. Les nuits étaient parfaites. Il mangeait et digérait très-bien, et avait pris un peu d'embonpoint.

Le 25 décembre cependant, il se fit tout à coup une congestion intense dans le sommet du poumon droit dans l'étendue de 5 à 6 centimètres, avec prédominance en avant, avec fièvre, sueurs, hémoptysies, râles sous-crépitants; en un mot, tous les signes d'une fluxion inflammatoire péri-tuberculeuse. L'application d'un large vésicatoire dans la fosse sous-claviculaire et le sulfate de quinine à haute dose amenèrent une résolution rapide du mal.

Le 17 janvier, il n'y avait plus rien d'aigu en avant. Le malade fut affaibli par cette crise; la toux, l'expectoration, les craquements humides avaient reparu et persistaient. Il me demanda lui-même du chlorate de potasse. Je fis la même médication durant huit jours. Les mêmes phénomènes survinrent, mais avec moins d'intensité et plus d'effets locaux que la première fois; d'où je conclus que les tissus pulmonaires n'étaient plus ulcérés sur une aussi grande étendue.

Au mois de mars, l'amélioration était considérable; le malade faisait des excursions de deux heures à pied sur les coteaux, parlait sans cesse en plein air sans se fatiguer; sa voix était redevenue naturelle : les cordes vocales, vues au laryngoscope, avaient repris leur couleur normale, tandis qu'elles étaient rouges à son arrivée. Il était fort engraissé et ne toussait que de loin en loin. On comptait les râles dans sa poitrine. Mais vers le 5 mars, je le soumis encore une fois au même traitement. Une plus grande fréquence de la toux fut le seul changement qui survint dans son état.

Il est parti le 18 avril pour le Brésil. A ce moment, il avait regagné toutes ses forces, dormait dix heures sans se réveiller, avait recouvré sa voix naturelle, ne toussait plus du tout. Dans le sommet droit la matité persistait, ainsi que dans le sommet gauche, qui était resté immobile ; mais on n'entendait plus un seul râle ; par contre, le murmure vésiculaire était plus net, mais la respiration soufflante était d'une intensité très-grande.

Ainsi l'infiltration n'avait pas disparu, mais le ramollissement s'était arrêté, et de petites cicatrices s'étaient probablement opérées.

Obs. IV. — M. M., âgé de 45 ans, arriva à Cannes en octobre 1867. Il était malade depuis cinq ans environ. Il était d'un tempérament lymphatique manifeste ; il y avait de la délicatesse, de la finesse dans ses traits qu'une vieillesse anticipée n'avait pas fait disparaître. Hormis les accidents pulmonaires, il n'avait jamais eu de maladies dans sa vie. Il avait perdu une sœur de phthisie pulmonaire ; une autre sœur, que j'ai eu l'occasion de voir, était très-anémique, et son frère d'un lymphatisme qui semble prédisposer à la tuberculose. Pas de trace de scrofule ni d'autre affection constitutionnelle. Son état général était déplorable, il n'avait que peau et os sur le corps. Sa maladie se serait annoncée, peut-être après quelques fatigues de jeunesse, par des petits rhumes, de petites bronchites, puis finalement par des hémoptysies, de la fièvre, sueurs, étouffements, etc., phénomènes qui se sont répétés plusieurs fois depuis. Je me fis à l'idée qu'il avait été atteint de broncho-pneumonie successives. A l'examen je constatai de la matité dans tout le poumon droit en arrière avec diminution du son en avant et du même côté.

A gauche et en arrière, diminution du son dans la poitrine et rien en avant.

L'auscultation me permit de reconnaître la présence de gargouillements dans les fosses sus et sous-épineuses droites et dans le reste du poumon mêlés à des râles sous-crépitants, cavernuleux, etc. ; en outre la respiration était absente dans les régions supérieures du thorax, faible dans la base. En avant râles muqueux, cavernuleux.

Du côté gauche craquements humides dans le lobe supérieur en arrière, râles muqueux disséminés dans toute la poitrine, en avant quelques râles muqueux disséminés.

Il était très-anémique et très-essoufflé, après chaque quinte de toux ; toutes les fois qu'il montait un escalier de l'hôtel, il suffoquait. Tous les matins il remplissait un grand verre de crachats purulents. Le pouls était bon et calme, il avait à peine, malgré tous les obstacles pulmonaires, 70 pulsations. L'estomac, quoique pas très-puissant, était encore passable; il digérait bien le matin.

J'étais évidemment en présence d'une vieille broncho - pneumonie caséeuse et tuberculeuse du côté droit, d'un état analogue, mais plus jeune du côté gauche, en voie de fonte purulente; l'absence de fièvre me fit penser un moment à des dilatations bronchiques, mais les antécédents et le siége des lésions me firent écarter cette idée.

Je lui conseillai le séjour au bord de la mer, à 40 mètres du rivage, les promenades sur l'eau, l'usage des bains de mer chauds. Je m'expliquerai un jour sur la valeur de ce moyen thérapeutique dans la phthisie. Le malade était doué d'une très-grande énergie de caractère; il appréciait justement sa position et refusa tout traitement, si ce n'est les bains, parce que ça ne lui avait jamais été proposé et qu'il sentait que ça lui ferait du bien, ce qui se vérifia d'ailleurs.

Cet homme était dans une situation déplorable; on était en droit de se demander comment il faisait pour vivre.

Dès le début il éprouva un certain bien de son séjour; il reprit un peu de force. Je profitai de cette circonstance pour lui proposer la médication par le chlorate de potasse, espérant, non pas tarir la suppuration, mais la diminuer en modifiant un peu les surfaces secrétantes et augmentant les surfaces de l'hématose si compromises.

Je me croyais autorisé à faire cette proposition parce que j'étais en présence d'une phthisie pulmonaire franchement chronique.

Le 20 octobre il prit le sirop pendant dix jours; il commença par deux cuillerées au repas et poussa jusqu'à trois cuillerées à la fin, prétendant qu'il n'éprouvait pas d'incommodité. L'expectoration augmenta notablement, les crachats étaient salés, plus clairs, plus fluides et se détachaient plus facilement, la toux était plus fréquente également, mais supportable cependant. Des râles plus nombreux et plus humides encombraient les tuyaux bronchiques les premiers jours de la médication et devenaient plus rares vers la fin, surtout du côté gauche. Le cœur resta étranger à ces changements, l'estomac également; il y eut un peu d'excitation nocturne.

Tous ces symptômes anormaux cessèrent vers le 6 novembre. A partir de ce moment la respiration s'améliora un peu, il montait un étage de son hôtel sans s'arrêter et sans trop souffler; en fin novembre, il faisait dans la journée des courses assez longues, il était plus coloré et un peu plus gros, et son poumon gauche était notablement plus libre à l'auscultation.

Nous avons en janvier recommencé une seconde médication analogue; les mêmes symptômes, les mêmes effets également se produisirent. Une amélioration dans l'état général, dans le poumon gauche, et conséquemment dans la respiration, s'est opérée, mais il continua néanmoins à tousser, à cracher, mais ne voulut plus recommencer la médication parce qu'il lui était désagréable de prendre des remèdes. Il continua néanmoins à prendre ses trois bains de mer par semaine.

En mars son poumon gauche était notablement amélioré. Les surfaces respiratoires secrétaient notablement moins, les râles étaient beaucoup moins nombreux et l'on entendait plus nettement la respiration qui était rude. Quant au poumon droit, je n'ai pu constater qu'une pénétration plus facile de l'air, voilà tout. Il est rentré à Paris depuis, où il a eu une broncho-pneumonie aiguë dont il se tirera difficilement.

En somme ce malade, arrivé à la dernière période de la consomption chronique à Cannes, a pu avoir un hiver passable, meilleur que celui qu'il avait passé l'hiver précédent à Amélie ; il a même gagné quelque peu de santé et a pu revenir chez les siens au printemps, chose que je n'aurais jamais crue à l'automne de 1868.

Quelle part faut-il attribuer au chorate de potasse dans ce demi-résulat? Plusieurs : 1° celui d'avoir modifié plusieurs points des surfaces respiratoires et permis une plus libre absortion de l'oxygène, conséquemment favorisé une reconstitution des forces ; 2° celui d'avoir diminué l'essoufflement, symptôme pénible et fatigant.

Quant à l'action du climat et des bains de mer, nous la retrouvons dans l'augmentation des forces au développement desquelles a concouru le chlorate, du poids du corps et la conservation des fonctions de l'intestin qui auraient disparu si le malade fût resté à Paris, renfermé dans une chambre. C'est encore un exemple des bienfaits de l'air vivifiant de la mer, prévu par l'observation directe du malade et peu fait pour consolider la doctrine de Rochard.

On le voit, nous n'avons pas donné le sel indifféremment à tous les malades. Dans la phthisie nous avons choisi les formes qui nous paraissaient avoir des allures franchement chroniques, dans lesquelles il n'y avait pas de fièvre de destruction et d'inflammation, où le ramollissement paraissait avoir de l'influence sur l'individu (quand il n'était pas très-étendu) plutôt par la toux, l'expectoration et l'insomnie, que par une action directe sur tous les systèmes, comme cela se voit dans les phthisies aiguës où les tubercules étaient disséminés et entourés de tissus sains ; dans lesquelles les fonctions gastriques étaient en assez bon état, laissant à dessein de côté toutes les formes où la fièvre, les congestions, les inflammations dominent, les nerfs sont excitables, etc.

Quel rôle thérapeutique a joué le chlorate de potasse dans tous ces cas?

Quand on fait l'application du chlorate de potasse sur une plaie de mauvaise nature, sur un ulcère asthénique et même phagédénique, on imprime aux surfaces malades une vitalité nouvelle; elles deviennent plus vasculaires, rougissent, se couvrent peu à peu de bourgeons charnus et se cicatrisent finalement; le seul inconvénient, c'est la douleur que réveille l'application du sel.

Chez nos malades nous n'avons pas fait autre chose. Le chlorate de potasse s'éliminant par toute la surface broncho-pulmonaire, comme le prouve l'auscultation chez tous, a d'abord irrité, à très-faible dose, les surfaces bronchiques-pulmonaires ramollies, ulcérées : témoin la plus grande fréquence de la toux et son changement de caractère dans les quatre observations, *hâte* la déliquescence et l'expulsion des élé-, ments en voie de ramollissement comme le prouve la plus grande abondance de l'expectoration purulente les premiers jours du traitement dans les observations I, II, III et les jours qui l'ont suivi dans l'observation IV.

Change la nature des sécrétions bronchiques et des détritus caséeux; elles sont devenues blanches, gluantes dans les premières observations n'ont présenté que passagèrement cet aspect dans la dernière.

Imprimé à la circulation capillaires des parties saines environnant les fruits malades une activité nouvelle, excité, renouvelé probable-, ment le mouvement de rénovation moléculaire nutritive des éléments malades, et fourni l'occasion d'un blastème superficiel dans lequel sont des éléments cellulaires nouveaux cicatriciels. Ce résultat me paraît évident dans les trois premières observations, moins dans la dernière où l'effet n'est sensible que dans le poumon gauche.

Ce sel ne fait point disparaître les lésions, comme on le voit dans nos quatre observations, mais certainement il diminue l'obstruction des surfaces ramollies et facilite l'entrée de l'air, comme l'accusent du reste rapidement les malades et comme on l'entend à l'auscultation.

Donné à la dose de 1 à 3 grammes et associé à l'opium, il a produit des effets rapides sans troubler notablement la santé. Son action irritante a paru diminuer à mesure qu'on a renouvelé son emploi.

Il ne paraît pas produire des hémoptysies comme certains corps irritants.

Dans les trois premières observations l'arrêt du ramollissement a amené la suspension de la toux et le sommeil a paru même faire cesser les malaises nocturnes si fréquents chez ces malades.

Les trois premiers malades auraient-ils pu guérir? Le quatrième aurait-il pu être modifié par les médications ordinaires, c'est-à-dire par l'usage des eaux-bonnes, de l'arsenic, du tannin, etc. et une hygiène convenable? C'est possible, c'est probable même; il est évident que le sujet de la première observation a éprouvé un grand bien-être du repos; que les trois autres ont bénéficié beaucoup de l'action du climat, mais il n'est pas moins certain aussi que les ramollissements pulmonaires, dans tous les cas, ne cédaient pas aux médications instituées, et que les changements locaux rapides ne se sont opérés qu'après l'administration de ce sel, et que l'augmentation des forces, l'engraissement qui, dans les trois premiers cas, avait de la tendance à se produire, était arrêté par ce travail de destruction lente, par les ébranlements déterminés, par la toux, les insomnies, et que l'essor de l'économie a été complet lorsque la suppuration a tari.

L'action de ce sel est purement locale; l'économie ne bénéficie de cette action que parce qu'on la soustrait par ce moyen à l'influence pernicieuse d'un travail pathologique qui s'opère dans son sein et qu'on lui évite ou diminue les ébranlements continus que déterminent les quintes de toux, les expectorations qui épuisent.

Aussi la guérison locale ne paraît pas être définitive. En effet, nous avons vu les malades des observations II, III et IV avoir des rechutes. Cela montre suffisamment qu'on ne doit point oublier les soins généraux quand on a immobilisé ou diminué la lésion locale.

www.ingramcontent.com/pod-product-compliance
Ingram Content Group UK Ltd.
Pitfield, Milton Keynes, MK11 3LW, UK
UKHW022252070726
13613UKWH00005B/2237